KAN-TAN看護の
計算・数式

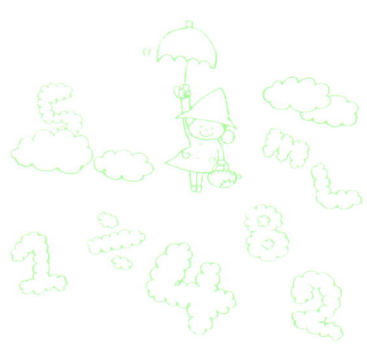

医学書院

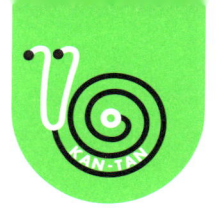

野崎真奈美
順天堂大学医療看護学部・教授
田中美穂
東邦大学健康科学部看護学科・准教授
蜂ヶ崎令子
東邦大学健康科学部看護学科・講師

KAN-TAN看護の
計算・数式

医学書院

KAN-TAN ってなに？

看護の単語に出てくる漢字を、わかりやすく簡単に伝えたい！　そんな思いから始まったプロジェクトチームが、私たちチーム KAN-TAN です。
この『KAN-TAN 看護の〜』シリーズでは、漢字の学習にとどまらず、看護で必要となるさまざまな基礎学力の向上を応援します！

KAN-TAN 看護の 計算・数式

発　行　2009 年 4 月 15 日　第 1 版第 1 刷©
　　　　2019 年 2 月 1 日　　第 1 版第 10 刷
著　者　野崎真奈美・田中美穂・蜂ヶ崎令子
　　　　　のざきまなみ　　たなかみほ　はちがさきれいこ
発行者　株式会社　医学書院
　　　　代表取締役　金原　俊
　　　　〒113-8719　東京都文京区本郷 1-28-23
　　　　電話　03-3817-5600（社内案内）
印刷・製本　アイワード

本書の複製権・翻訳権・上映権・譲渡権・貸与権・公衆送信権（送信可能化権を含む）は株式会社医学書院が保有します．

ISBN978-4-260-00822-8

本書を無断で複製する行為（複写，スキャン，デジタルデータ化など）は，「私的使用のための複製」など著作権法上の限られた例外を除き禁じられています．大学，病院，診療所，企業などにおいて，業務上使用する目的（診療，研究活動を含む）で上記の行為を行うことは，その使用範囲が内部的であっても，私的使用には該当せず，違法です．また私的使用に該当する場合であっても，代行業者等の第三者に依頼して上記の行為を行うことは違法となります．

JCOPY〈出版者著作権管理機構　委託出版物〉
本書の無断複製は著作権法上での例外を除き禁じられています．
複製される場合は，そのつど事前に，出版者著作権管理機構
（電話 03-5244-5088，FAX 03-5244-5089，info@jcopy.or.jp）の許諾を得てください．

まえがき

「解答は参考書に書いてあるけど、途中の計算方法に自信がない」「計算のやり方なんて、今さら人に聞けない！」「でも、国家試験にも出題されているんだよね…」

　計算・数式で困っている方はいらっしゃいませんか？　実は、看護場面で必要な計算は、ほとんどが小学校で習った算数のルールを使えば解けます。しかし、そのルールを忘れてしまうと、正解を導くことができなくなってしまいます！

　そんな困った事態を、チームKAN-TANがサポートします。基本的な計算のルールと一緒に、看護に重要な計算問題の解き方をKAN-TANに解説します。

　また、現場で使うことを意識した解説を心がけました。たとえば、急ぐ必要がある輸液の滴下数の計算などは、計算式を覚えなくても大丈夫なように、"比"の計算で説明。これで計算スピードもグンと上がるはず！　学校では教えてくれない解法のコツを伝授します。

　さぁ、正確かつ迅速な看護ケアをめざして、計算に挑戦しましょう！

チームKAN-TANこと
野崎真奈美・田中美穂・蜂ヶ崎令子

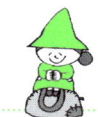

　「すぐに役立つ！」をめざし、本書では使用頻度の高い計算式を集めて解説しています。しかも、計算問題は国家試験の過去問も使用！　使う場面ごとにまとめているので、計算式を探すこともKAN-TANです！
　また、前半で基本的な計算のルールをわかりやすく説明しています。「あれ？　分数の計算ってどうやるんだっけ？」といった疑問も、その場で解決できます。

目次

1 計算・数式キホンのキ ── 5

2 医療安全 ── 41

3 呼吸・循環 ── 67

4 栄養・排泄 ── 81

5 母性・小児 ── 91

ベンリな単位早見表！ ── 100

参考文献
川村治子 著『医療安全ワークブック 第2版』医学書院 2008年
神田清子 編集『看護データブック 第3版』医学書院 2007年
野中廣志 著『看護の数式「なぜ・何」事典』照林社 2005年

ブックデザイン◉遠藤 陽一 ＋ 河野 亜美（デザインワークショップジン）
イラストレーション◉matsu（マツモト ナオコ）

1

計算・数式
キホンのキ

計算のなまえ
式のなまえ
計算の順序
式のルール①
式のルール②
小数
小数の足し算・引き算
小数の掛け算
小数の割り算
分数
分数の種類
約分

通分
分数の足し算
分数の引き算
誤答例を分析！
分数の掛け算
分数の割り算
どうしてひっくり返すの？
歩合・百分率
割合
比
四捨五入

計算のなまえ

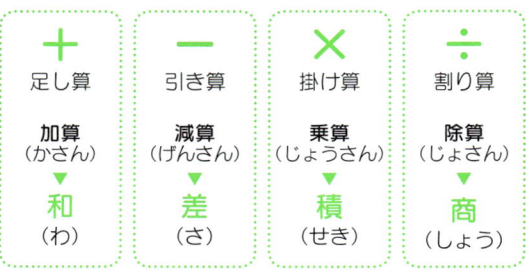

足し算・引き算・掛け算・割り算。ちょっとカタい場面では、
加算（かさん）
減算（げんさん・げんざん）
乗算（じょうさん・じょうざん）
除算（じょさん・じょざん）
と呼びます。

計算した結果は、それぞれ
和（わ）
差（さ）
積（せき）
商（しょう）
と呼びます。

式のなまえ

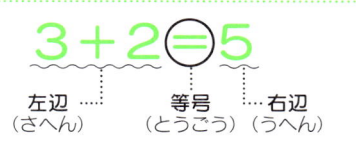

3 + 2 = 5
左辺（さへん）　等号（とうごう）　右辺（うへん）

等号（＝）をはさんで左側の式や値を左辺、右側の式や値を右辺と呼びます。左辺と右辺の両方をあわせて、両辺と呼びます。
等号は左辺と右辺が等しいことをあらわす記号です。

等号（＝）のなかま

近似（きんじ）
≒
左辺と右辺が
ほぼ等しいとき

例 2.99…≒3

不等号（ふとうごう）
≠
左辺と右辺が
等しくないとき

例 1＋1≠3

計算の順序

① (カッコ) の中はいつも最優先！
② ×掛け算　÷割り算を次に計算！
③ ＋足し算　－引き算は後回し！

＋－×÷が組み合わされた式では、混乱が生じないように、計算の順序が決められています。

(4＋2)×5＝30 ―――❶
　6←先に計算

4＋2×5＝14 ―――❷
　10←先に計算

❶は (カッコ) があるので、その中の4＋2を先に計算します (＝6)。その次に×5をします。

❷はカッコがありません。でも、何も考えず左から順に計算してはいけません！　この式には掛け算2×5があるので、先に計算しましょう (＝10)。その後に＋4します。

❷で、ルールを無視して4＋2に×5をすると…30に！もし点滴で間違えたら大変！

8

column
式の意味も大違い!

前のページで説明した、計算の順序。カンのいい人は気がついたかもしれませんが、実はカッコがあるかどうかで、式の意味も異なってくるのです。

たとえば、カッコがついた❶式を文章におきかえてみると、
(4+2)×5=30

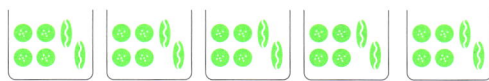

あんパン4個と焼きそばパン2個が詰まったパックを5袋買った。パンは全部でいくつ?
=30個!

となります。

一方、カッコのない❷式では、
4+2×5=14

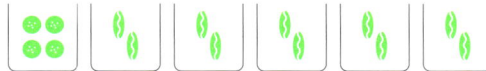

あんパン4個入のパックを買って、ついでに焼きそばパン2個入のパックを5袋買った。パンは全部でいくつ?
=14個!

とおきかえることができます。

式のルール❶

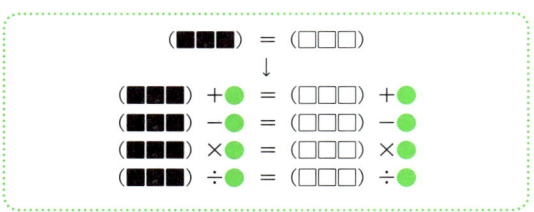

上の式の意味、わかりますか?
左辺の値と右辺の値が等しい場合、両辺に同じ値(●)を足しても、引いても、掛けても、割っても、=(等号)の関係は変わりません。
一見あたり前ですが、大事なルールです。

例
$7 \times 1 = 7$
$(7 \times 1) \times 3 = 7 \times 3$

$5 + 9 = 14$
$(5 + 9) \div 7 = 14 \div 7$

式のルール❷

```
□+●=▲        □×●=▲
□=▲-●        □=▲÷●

□-●=▲        □÷●=▲
□=▲+●        □=▲×●
```

式の中にある数を、=をはさんで反対側に移すことを**移項**と呼びます。移項するときは**直前の符号ごと**反対側の辺に移り、しかも**符号が変わります**。

$$+ \Leftrightarrow - \qquad \times \Leftrightarrow \div$$

例
$5-3=2$ $6 \div 2=3$
$5=2+3$ $6=3 \times 2$

上の例を見るとあたり前のようですが、式の中に**値のわからない数**がある場合、バツグンの威力を発揮します！

例
$\square -3=2$ $\blacksquare \div 2=3$
$\square =2+3$ $\blacksquare =3 \times 2$
$\square =5$ $\blacksquare =6$

このルールにはちょっとしたトリックがあります。たとえば、

□＋●＝▲

では、式のルール❶「**両辺に同じ値を足しても＝のまま**」を利用します。ここで、式をよ〜く見てみると、右辺と左辺を−●すると、左辺の●が消えそうです。そして、右辺に−●がポコッと出てきます。

□＋●−●＝▲−●
□＝▲−●

これで式のルール❷が成り立つワケ！

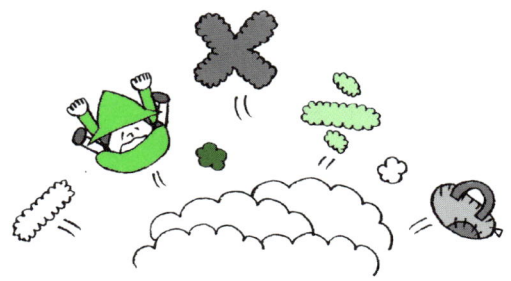

小数

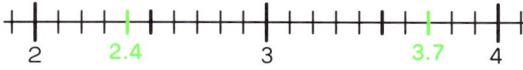

0より大きく1より小さい数を小数といいます。2.4や3.7は小数を含む数の例です。「2てん4」と読みます。2や3など、小数を含まない数は整数と呼びます。

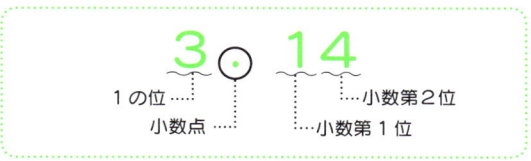

小数点以下(小数点より右側)の位は、左から順に小数第1位、小数第2位…とつづきます。

小数の足し算・引き算

小数点をそろえて計算することが大事です。

小数＋小数
❶ 4.3＋5.1＝9.4

```
  4.3
＋ 5.1
  9.4
```
……小数点以下でも、足し算の計算にかわりありません。3+1=4 を計算します。

小数－小数
❷ 10.5－2.34＝8.16

```
  10.50
－  2.34
   8.16
```
……このスペースは0と考えて計算します。

小数点以下の位がそろわない場合、空白の部分は0として考えます。

> 小数の足し算・引き算では小数点をそろえる！

計算・数式 キホンのキ

小数の掛け算

足し算・引き算とは違って、掛け算では右端をそろえます。

整数 × 小数

❶ 50 × 0.8 = 40

```
   5 0
 × 0.8
 4 0 0
```
①右端をそろえ、小数点を考えずに掛け算をします。

↓

```
   5 0
 × 0.8  → 小数点以下は 1 桁
 4 0.0  ← 1 桁目に小数点
```
②小数点以下の位の数を数えます。ここでは 1 桁！

↓

③数えた桁数と同じになるよう小数点を打ちます。

こたえは 40.0 になりましたが、小数点以下の数が 0 ですから、消して 40 になります。

> 小数の掛け算（整数 × 小数）では、
> 小数点以下の桁数を数える！

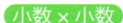 小数 × 小数

❷ 1.64 × 2.4 = 3.936
掛けられる数 ⋯⋯ 掛ける数

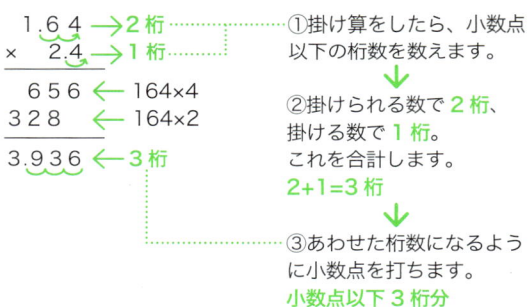

①掛け算をしたら、小数点以下の桁数を数えます。

②掛けられる数で 2 桁、掛ける数で 1 桁。これを合計します。
2+1=3 桁

③あわせた桁数になるように小数点を打ちます。
小数点以下 3 桁分

小数の掛け算（小数×小数）では、
掛けられる数の小数点以下の桁数
＋
掛ける数の小数点以下の桁数
を数える！

小数の割り算

これまで同様、小数点を意識しましょう。

小数÷整数
❶ 5.15÷5＝1.03

```
      1.03
   ┌──────
 5 ) 5.15
     5
     ──
       15
       15
       ──
        0
```

> 小数の割り算（小数÷整数）では、
> 小数点のつけ忘れに注意！

> 小数÷小数

❷2.16÷0.9=2.4
 割られる数 ┆割る数

小数で割るのは難しいので、**割る数を整数にしてしまいま
しょう**。割る数は0.9なので×10で整数になります。

割り算には、**割る数と割られる数に同じ数を掛けてもこた
えが変わらない**という性質があります。そこでそれぞれに
10を掛けます。

2.16÷0.9
=(2.16×10)÷(0.9×10)
=21.6÷9

あとは21.6÷9を計算すればOKです。❶と同じ計算です。

```
      2. 4
   ┌──────
 9 │21. 6
     18
     ──
      3 6
      3 6
      ───
        0
```

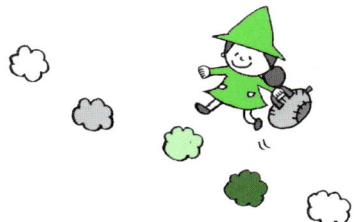

そのまま一気に計算してしまうやり方もあります。割る数と割られる数の小数点を、同時にずらします。

❷2.16÷0.9＝2.4

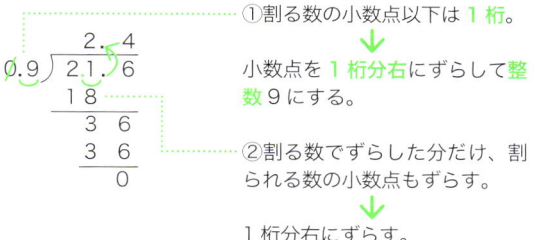

①割る数の小数点以下は 1桁。
↓
小数点を 1桁分右にずらして整数 9 にする。

②割る数でずらした分だけ、割られる数の小数点もずらす。
↓
1桁分右にずらす。

割る数の小数点以下の桁数分だけ右にずらすのがポイント！

小数の割り算（小数÷小数）では、
割る数を整数になおして計算する！

column
0で割るのは禁止！

ある数を「小数で割る」のは、前のページで説明しました。どんな小さな数がきても、割り算をすることはできます。

では、「ゼロで割る」ことはできるでしょうか？

こたえは **No！**

例えば、**7÷0はそもそもアリエナイ！**のです。7をゼロ等分する……いったいなんのことだかよくわかりません。これは**ゼロ除算**といわれていて、数学的にも定義ができないといわれています。下に、ゼロの計算をまとめます。

■＋0＝■
0＋■＝■

■－0＝■
0－■＝－■

■×0＝0
0×■＝0

0÷■＝0
■÷0→ありえない！！

※ただし、0÷7は0です。ゼロは、7等分しても700等分しても、ゼロのままです。混同しないように注意！

計算・数式 キホンのキ

分数

ある量と比べたときに、どのくらいの量になるのかを分数を使ってあらわすことができます。

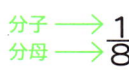

8ピースにカットされたケーキから、1ピースをつまむ。これを分数にすると $\frac{1}{8}$ となります。「8ぶんの1」と読みます。横棒（括線）の上が分子、下が分母です。

$$\frac{比べる量}{もとにする量}$$

分子には比べる量
（取り出す量＝ケーキ1ピース）が入ります。

分母にはもとにする量
（基準となる量＝8ピース分のケーキ）

分数の種類

分数は次の３種類に分けることができます。

真分数
分母より分子が小さいもの

例 $\frac{3}{8}$

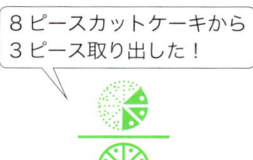

8ピースカットケーキから3ピース取り出した！

仮分数
分母より分子が大きいもの

例 $\frac{11}{8}$

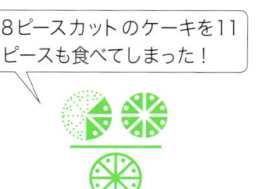

8ピースカットのケーキを11ピースも食べてしまった！

計算・数式 キホンのキ

(帯分数)
真分数に整数がついたもの

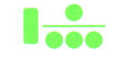

例 $1\frac{3}{8}$

8ピースカットのケーキを1ホールと3ピースも食べてしまった！

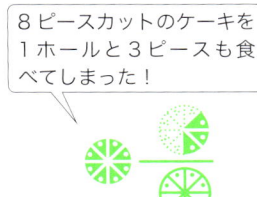

絵を見るとわかりますが、$\frac{11}{8}$ と $1\frac{3}{8}$ は同じです。
仮分数は帯分数になおすことができます。もちろん、その逆も！

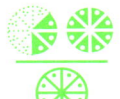 =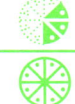

約分

分数の分母と分子を同じ数で割っても、大きさは同じです。この性質を利用し、**分子と分母を同じ数で割って簡単な分数にする**ことを**約分**といいます。

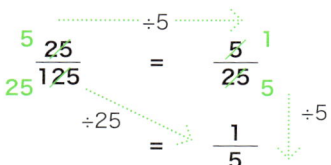

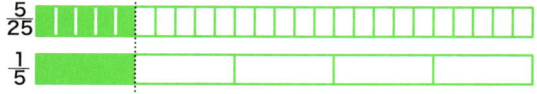

大きさは同じですが、約分することで扱いやすくなります。

通分

分数の分母と分子を同じ数で掛けても、大きさは同じです。この性質を利用し、**複数の分数の分母をそろえる**ことを**通分**といいます。

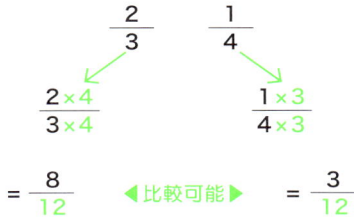

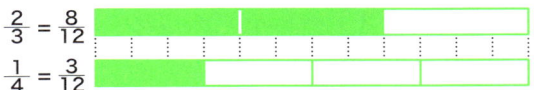

分母をそろえることで、同じ"ものさし"で比べることができます。

分数の足し算

まずは計算してみましょう。

$$\frac{2}{3} + \frac{1}{4} = ?$$

ついつい、

~~$\frac{2}{3} + \frac{1}{4} = \frac{3}{7}$~~

としてしまったら要注意！
それぞれの分数で分母が違うため、単純に比べられません。
同じ"ものさし"で比較するために通分します。

$$\frac{2}{3} = \frac{8}{12} \qquad \frac{1}{4} = \frac{3}{12}$$

２つの分数の分母をそろえて、分子同士を足し算します。

$$\frac{8}{12} + \frac{3}{12} = \frac{8+3}{12} = \frac{11}{12}$$

分数の足し算では、分母をそろえることが重要です。

分数の引き算

まずは計算してみましょう。

$$\frac{1}{2} - \frac{1}{3} = ?$$

足し算のときと要領は一緒です。
同じ"ものさし"で比較するために通分します。

$$\frac{1}{2} = \frac{3}{6} \qquad \frac{1}{3} = \frac{2}{6}$$

分母をそろえたら、分子同士を引き算します。

$$\frac{3}{6} - \frac{2}{6} = \frac{3-2}{6}$$
$$= \frac{1}{6}$$

分数の引き算でも、分母をそろえることが重要です。

分数の足し算・引き算をみたら分母をチェック
そろってなければすぐに通分！

誤答例を分析！

ここでは念のため、分数の足し算・引き算でよくある誤答例を分析してみます。混乱しそうな人は、読み飛ばしても大丈夫です。

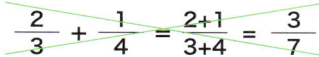

26ページでも紹介しましたが、分母同士・分子同士で足してしまうのは、よくある誤答例。でも、もともとの式を図にしてみると…

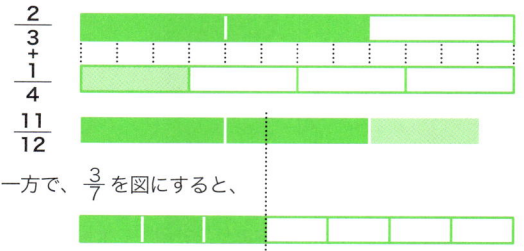

一方で、$\frac{3}{7}$ を図にすると、

となります。比べてみると、正答の $\frac{11}{12}$ どころか、最初にある $\frac{2}{3}$ よりも小さく、明らかにおかしいことがわかります。

今度は引き算での誤答例です。

$$\frac{1}{2} - \frac{1}{3} = \frac{1-1}{2-3} = \frac{0}{-1}$$

そもそも、なんだかヘンなこたえになっていますが、こちらも図で分析してみましょう。

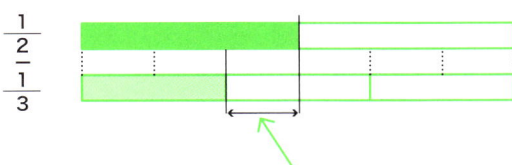

$\frac{1}{2}$ から $\frac{1}{3}$ を取り去った残りは、ココの $\frac{1}{6}$ となります。

分母がマイナス？ 分子がゼロ？ そんなはずありません！

式だけ見て、誤答例のような計算もアリかな？と、つい思ってしまう人がいるかもしれません。しかし、このように図にして考えてみると、トンデモナイ！ということがわかるはずです。

分数の掛け算

分数の掛け算では、**分母同士・分子同士で掛け算**します。

$$\frac{\triangle}{\bigcirc} \times \frac{\blacktriangle}{\bullet} = \frac{\triangle \times \blacktriangle}{\bigcirc \times \bullet}$$

例 $\frac{3}{4} \times \frac{1}{2} = \frac{3 \times 1}{4 \times 2} = \frac{3}{8}$

この式は $\frac{3}{4}$ を $\frac{1}{2}$ 倍…つまり、$\frac{3}{4}$ の2等分を意味しています。

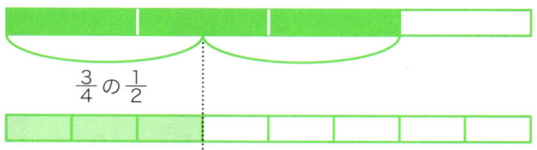

※帯分数があったら、仮分数になおして計算しましょう！

例 $1\frac{3}{4} \times \frac{2}{5} = \frac{7}{4} \times \frac{2}{5}$
$= \frac{14}{20} = \frac{7}{10}$

分数の割り算

分数の割り算では、**割る数の分子と分母を逆にして掛け算**します。

$$\frac{\triangle}{\bigcirc} \div \frac{\bullet}{\bullet} = \frac{\triangle \times \bullet}{\bigcirc \times \bullet}$$

分子と分母をひっくりかえす！

例 $\frac{3}{4} \div \frac{5}{7} = \frac{3 \times 7}{4 \times 5} = \frac{21}{20}$
$= 1\frac{1}{20}$ …帯分数にする

※帯分数があったら、仮分数になおして計算しましょう！

例 $2\frac{1}{3} \div \frac{2}{5} = \frac{7}{3} \div \frac{2}{5}$
$= \frac{7 \times 5}{3 \times 2} = \frac{35}{6} = 5\frac{5}{6}$

★分子と分母をひっくり返して計算する理由は、実は小学校で習います。しかし、その理由の説明はちょっとややこしく、小学校の先生も教えるのに頭を悩ませているのです！ 次のページでそのワケを KAN-TAN に説明しました。

どうして
ひっくり返すの？

$\frac{△}{○} ÷ \frac{●}{○}$

まず、この厄介な符号 ÷ をどうやって消せばいいか？
を考えます。

式の途中に 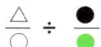 があれば、$÷\frac{●}{○}$ と打ち消しそうです。ただ、これを単に加えるだけでは最初の式と違ってきます。

なんとかツジツマをあわせるため、下のようにちょっと細工した1を掛けます。
どんな数に1を掛けても、こたえが変わらないことを利用するのです。

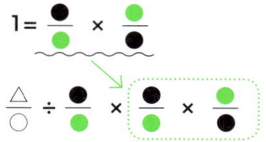

まとめると、

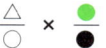

となり、割る数をひっくり返した掛け算になります。

column
分数と割り算、
分数と小数

実は、分数と割り算には密接な関係があります。
21ページのケーキの例では、まるまる1ホールを8分割しているわけですから、1を8で割ったのと同じことを言っているのです。

つまり、　　　$1 \div 8 = \frac{1}{8}$　　　となります。

さらに、パソコンをお持ちの方はキーボードを見てください。

/ というキーがあると思います。
コレ、÷と同じ意味なんです。
パソコンの電卓やプログラミングでは、しばしば1÷8とするのに 1／8 と打ちます。

1／8 ⟷ $\frac{1}{8}$

分数は、「割り算の式と同じ！」と考えることができます！

さらに、分数と小数にも密接な関係が！　0.3というのは、1を10等分したうちの3のこと。分数にすると、$\frac{3}{10}$ になります。

また、2.3のような数は、仮分数で $\frac{23}{10}$、帯分数にすると $2\frac{3}{10}$ となります。このように、小数は分数であらわすことができるのです！

歩合・百分率

昨日の模試で全科目8割5分はとれた！―――❶
明日の降水確率は50％らしいよ。―――❷

なんてセリフ、聞いたことありますよね？
どちらも比率をあらわす表現です。

❶**割**（わり）や**分**（ぶ）といった表現を**歩合**（ぶあい）といいます。1割は $\frac{1}{10}$ =0.1、1分（ぶ）は $\frac{1}{100}$ =0.01のことです。

❷**％**（パーセント）を使う表現を百分率といいます。
1％は $\frac{1}{100}$ = 0.01のことになります。

小数	1	0.1	0.01
分数	1	$\frac{1}{10}$	$\frac{1}{100}$
歩合(割)	10割	1割	0.1割
歩合(分)	100分	10分	1分
百分率	100%	10%	1%

割合

割合とは、2つの量を比べるとき、ある量が、基準となる量に対してどのくらい（何倍）かを示すものです。割合は、整数だけでなく、小数・分数・歩合・百分率なども使ってあらわします。

> 比べる量÷もとにする量＝割合

例 今日ちょうど60歳になった患者さんに歳をたずねられ、「ハタチ！」とこたえると、こんなセリフがかえってきた。

「若いねぇ。まだ僕の $\frac{1}{3}$ の歳なんだね～」

このセリフは、**患者さん自身の年齢をもとに、相手の年齢を比べて**いることになります。

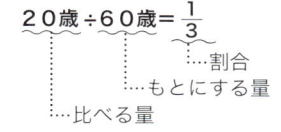

$$20歳 ÷ 60歳 = \frac{1}{3}$$

- …割合
- …もとにする量
- …比べる量

公式は2つに変形することができます（→式のルール❷）。

もとにする量×割合＝比べる量
比べる量÷割合＝もとにする量

定価30,000円のワンピースが、2割引のとき（つまり8割の値段で買える！）いくらになるのか知りたい！

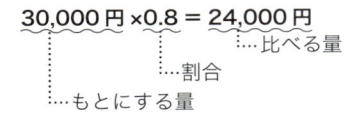

30,000円×0.8 ＝ 24,000円
　　　　　　　　　　　　…比べる量
　　　　　　　…割合
　…もとにする量

となり、24,000円で買えることになります。

例 さっき買った唐揚げ弁当、400円したんだけど、閉店時間直前で2割引だった。もともとの値段はいくらだっけ…？

400÷0.8 ＝ 500円
　　　　　　　　…もとにする量
　　　…割合
…比べる量

で、値下がり前は500円したことになります。

比

昨年の体重が５５kg、現在の体重が５０kgのとき、昨年の体重と現在の体重の関係は…

５５：５０

という比であらわすことができます。読み方は「５５たい５０」です。このように、２つの数の関係を比べるのが**比**です。

計算も不要でベンリな表現ですが、どれとどれの関係なのか？　という順序を間違うと、ハナシが逆！　になってしまいます。
より詳しく書くと、以下のようになります。

昨年の体重：現在の体重＝５５：５０←

比を簡単にする

５５：５０＝１１：１０

しくみは約分に似ていて、：を挟んで両方の値を同じ数で割ります。
比はあくまで２つの数の関係なので、実際の値でなく、シンプルな数にしても OK！
つまり＝で結ばれる比は、記号にすると、

□ × ● ： ▲ × ● ＝ □ ： ▲

となっているわけです（●＝５、□＝１１、▲＝１０）。

比と割合

割合も、もともとは比べる量ともとにする量という２つの数の関係をあらわしたものです。前ページの年齢の例は、比にできます。

$$私の年齢：患者さんの年齢 = 20 : 60 \overset{\div 20}{}$$
$$= 1 : 3$$

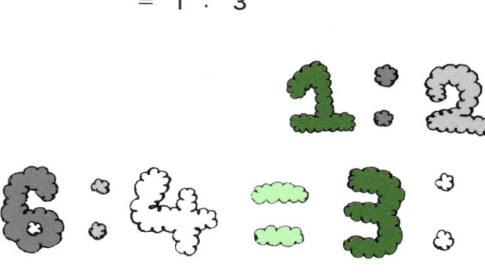

内項・外項をそれぞれ掛けると…

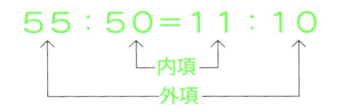

$$55 : 50 = 11 : 10$$

外側が外項、内側が内項

＝のついた比では、＝を挟んだ内側を内項、外側を外項と呼びます。ここで、とても大事な法則があります。

> 内項を掛けた値と外項を掛けた値は同じ！

前のページの記号で計算すると、ワケは一目瞭然！

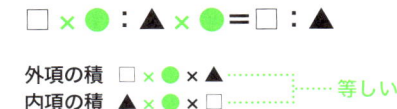

□ × ● ： ▲ × ● ＝ □ ： ▲

外項の積　□ × ● × ▲
内項の積　▲ × ● × □　……等しい！

国家試験の計算問題では、このルールを使って解く問題がよく出題されています。絶対に覚えておきましょう！

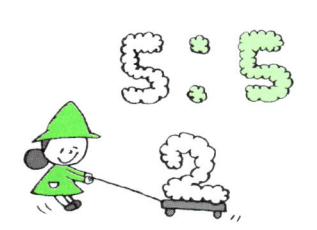

四捨五入

四捨五入は、「ししゃごにゅう」と読みます。
四捨五入する**位**の数が、0〜4は、**その桁以下はなかったことに**（＝切捨て）、5〜9は、**次の位に1くり上げます**（＝切上げ）。
字のとおり、"4以下を捨てて5以上を入れこむ"ことになります。これで**およその数**がわかります。

0〜4：その桁以下切り捨て

10.35
↓
10

5〜9：次の位に切り上げ

19.5
↓
20

四捨五入するとき、「**どの位で四捨五入するか？**」も重要になります。
上の例では小数第1位で四捨五入していますが、**どのくらい大まかな数を知りたいのか**、目的に応じて位も変わってきます。

2 医療安全

注射・点滴薬剤の計算
　液状注射薬から指示量□mgを取り出そう!
　小児用量□mgを取り出そう!
　粉状注射薬から指示量□mgを取り出そう!

点滴の滴下計算
　1時間あたり□mLで点滴しよう!
　総量□mLを○時間で点滴しよう!
　持続点滴□mg/分の流入速度を求めよう!

酸素ボンベの計算
　酸素ボンベの残量を把握しよう!
　酸素ボンベの使用可能時間を把握しよう!

溶液希釈の計算
　□%の消毒液を○%に薄めよう!

液状注射薬から指示量□mgを取り出そう！

例題

ラベルに 250mg/5mL と表示されている液状注射薬を200mgを与薬するには、何 mL 取り出せばよいか？

(2007年看護師国試問題より一部改変)

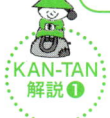

KAN-TAN 解説 ❶

ラベルにある 250mg/5mL は
「1 アンプルに 250mgの薬剤が（＝薬剤量）、5mL の薬液に（＝薬液量）溶け込んでいる」 という意味です。

図にすると、

| 薬剤量 | 250mg | ＝250mg |
| 薬液量 | 5mL | ＝5mL |

となっています。ここで、アンプル中の薬剤量1mgに対応する薬液量を考えましょう。

250mg

| 1 mg | 1 mg | | 1 mg | 1 mg |
| ?mL | ?mL | | ?mL | ?mL |

5mL

図のように 5mL を 250 に分割するわけですから、
5÷250 = 0.02
つまり、**薬剤量 1mgに対応する薬液量は 0.02mL** となります。

```
  1 mg
 0.02mL
```

このようなブロックを基本単位にして考えていきましょう。
投与する薬剤は 200mgですから、1mgのブロックが 200 あればいいことになります。

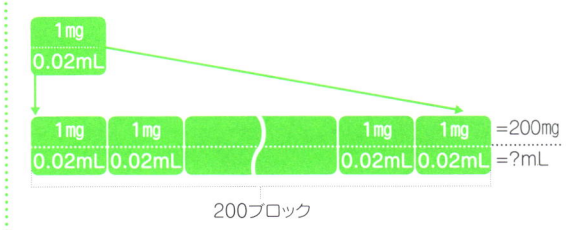

200ブロック

そうすると、投与する薬液量も 200 倍となって、
0.02mL×200 = 4mL
がこたえになります。**細かいブロックにしてから組み立てなおすイメージ**で、式を立てるとよいでしょう。慣れないうちは、図を描きながら計算してみるとよいです。

こたえ **4mL**

もっと！KAN-TAN解説

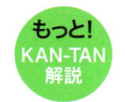

式を立てずにブロックだけを使って解くこともできます。
すでにある **250mg/5mL** から **200mg** を取り出すわけですから、たとえば **50mg/1mL** の単位でブロックを作ると、図のようにより簡単に考えることができます。

50mg	50mg	50mg	50mg	50mg	=250mg
1mL	1mL	1mL	1mL	1mL	=5mL

4ブロックあれば200mgになりますから、必要な薬液量は4mLということがわかります。

50mg	50mg	50mg	50mg	=200mg
1mL	1mL	1mL	1mL	=4mL

今回のように、キリのよい数でなければうまくいきませんが、扱いやすい大きさを工夫すると、シンプルな図だけで解くことも可能です。

確かめてみよう！

さて、**取り出す薬液量は4mL**になりましたが、本当に正しいのでしょうか？ 逆算して、問題文のとおりになるか、確かめてみましょう。
ラベルに250mg/5mLとある薬液を4mL取り出すので、薬剤量は、

$$\frac{4\text{mL} \times 250\text{mg}}{5\text{mL}} = \frac{4 \times 250}{5} = 200\text{mg}$$

となって、指示された薬剤量200mgになりました。こたえが正しいことがわかりました！
このような逆算を**検算（ケンザン）**といいます。

KAN-TAN 解説❷

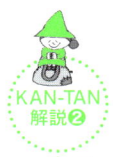

アンプルに入っている薬液も、取り出す薬液もまったく同じ成分ですから、薬剤量と薬液量の間に次のような比(p37参照)が成り立ちます。

溶け込んでいる薬剤量：全薬液量

　　　　　　　＝指示された薬剤量：取り出す薬液量

250mg：5mL ＝ 200mg：□ mL

取り出す薬液量を□としてあてはめると、上の式になります。左辺と右辺(p7参照)を、それぞれ薬剤量 対 薬液量にそろえて並べます。
＝をはさんで内側と外側は、それぞれ掛け算すると同じ値(p39参照)なので、

□ ×250 ＝ 5×200　×250を移項(p11参照)
□ ＝ 5×200÷250
　 ＝ 1000÷250
　 ＝ 4

こたえは4mLになります。

こたえ 4mL

※上の公式は一字一句正確に覚えなくてかまいません。
　左辺と右辺で比の順番が対応していればOK！

小児用量□mgを取り出そう！

例題

抗生剤を小児用量 20mg で、点滴内へ混注するように指示を受けた。ラベルには 1 アンプル 200mg/1mL とある。どのように取り出せばよいか？

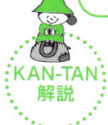

KAN-TAN 解説

ここでの **200mg/1mL** は、**1 アンプルに 200mg の薬剤が（＝薬剤量）、1mL の薬液に（＝薬液量）溶け込んでいる**という意味です。

指示された薬剤量は **20mg**。取り出す薬液量を□ **mL** として、比（p37 参照）を使って解いてみましょう。

溶け込んでいる薬剤量：全薬液量

　　　　　　　　　＝指示された薬剤量：取り出す薬液量

200mg：1mL ＝ 20mg：□ mL

あてはめると上の式のようになります。
＝をはさんで内側と外側は、それぞれ掛け算すると同じ値（p39 参照）なので、

□ ×200 ＝ 1×20　×200 を移項（p11 参照）
□ ＝ 20÷200
　 ＝ 0.1

となります。しかし…

> しかし、0.1mL ぴったり吸い出すのは至難の業！！
> **不正確になりやすいため避けます。** 溶解液（生理食塩水など）を使って薬液の量を増やし、より正確に取り出せるようにします。

取り出しやすく＆計算しやすくするため、溶解液を入れて調整します。
ラベルによると薬液量が1mLであるので、溶解液9mLを加えて薬液量をキリのいい10mLにします。

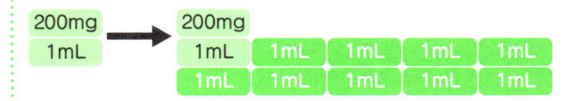

図からわかるように、薬液量は10mLに増えましたが、薬剤量200㎎は変わっていません。
これで200㎎/10mLの薬液ができました。

指示された薬剤量は20㎎、取り出す薬液量を■として、

溶け込んでいる薬剤量：全薬液量

　　　　　　　　　　　＝指示された薬剤量：取り出す薬液量

200㎎：10mL ＝ 20㎎：■

あてはめると上の式のようになります。

＝をはさんで内側と外側は、それぞれ掛け算すると同じ値（p39参照）なので、

■ ×200 = 10×20　×200 を移項（p11 参照）
■ = 200÷200
■ = 1

となり、1mL を取り出します。

こたえ **溶解液 9mL を加え 1mL 取り出す**

確かめてみよう！

こたえが正しいかどうか確認しましょう。
ラベルは 200㎎/1mL ですが、生理食塩水 9mL を加えることで、実質的には 200㎎/10mL となります。
これを 1mL 取り出すので、

$$\frac{200\text{mg} \times 1\text{mL}}{10\text{mL}} = \frac{200}{10} = 20\text{mg}$$

指示量と同じになり、正しいことがわかります。

医療安全

粉状注射薬から指示量□mgを取り出そう！

―― 例 題 ――

「抗生剤 400mg点滴内へ混注」の指示を受けた。抗生剤は粉末で 1 バイアルが 2g。どのように取り出せばよいか？

KAN-TAN 解説

粉状の薬剤を取り出すときには、**溶解液を加えて粉を液に溶かしてから取り出します。**
ここで、必要な薬剤量 400mg が、バイアルに対してどのくらいの量かを計算しましょう。**1 バイアルが 2g（＝ 2000mg）**ですから、

400mg ÷ 2000mg ＝ 0.2 ＝ $\frac{1}{5}$ ◀ 割合（p35 参照）

↑　　　　　↑
比べる量　もとにする量

つまり、400mg は 1 バイアルの $\frac{1}{5}$ にあたります。図にすると、

　　　　　　　　　　　　2g=2000mg ──→ 1バイアル
薬剤量 | **400mg** | 400mg | 400mg | 400mg | 400mg |
　　　　必要！

必要なのは 5 ブロックのうち 1 ブロック分になります。

49

ここでは、粉末を溶かすときに **5 で割りやすい量の溶解液で溶かす**と、計算がシンプルになります。

2g=2000mg

薬剤量	400mg	400mg	400mg	400mg	400mg
溶解液	1mL	1mL	1mL	1mL	1mL

5mL

5mL の溶解液で溶かして、1mL を取り出せばよいのです。

こたえ 5mL の溶解液で溶かし、1mL を取り出す

確かめてみよう！

2g のバイアルを 5mL の溶解液に溶かすと、1mL 中の薬剤量は、

2g÷5 = 0.4g
　　 = 400mg

よって、1mL 取り出すと、薬剤量は指示通り 400mg になります。

1時間あたり□mLで点滴しよう！

医療安全

例題

流量90mL/時間で点滴を注入するように指示を受けた。
❶微量用輸液セット（60滴＝1mL）では何滴/分で落とせばよいか？
❷一般用輸液セット（20滴＝1mL）では何滴/分で落とせばよいか？

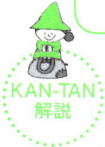

KAN-TAN 解説

2009年4月から、輸液セット・輸血セット・輸液ポンプの1mLあたりの滴数については、20滴と60滴の2規格のみとなりました。

ここでも、これら2規格について解説します。
その前に…

点滴の計算では滴下数と流量という言葉がよく使われます。

滴下数：1分間あたりのしずく（＝滴）の数のこと
　　　　　単位は、**滴／分**であらわします
流　量：1時間あたりに流す量のこと
　　　　　単位は、**mL／時間**であらわします

点滴の計算で重要な基礎知識なので、必ず覚えておきましょう。**単位も一緒に把握しておくことが大事です。**

❶ 60 滴＝ 1mL の微量用輸液セット
流量は、1 時間あたり 90mL が流れるのですから、60 分で 90mL 流れるということです。1 分あたり何 mL 落とせばいいかを計算すると、

90mL÷60 = 1.5mL

ここで 60 滴＝ 1mL の輸液セットを使用したとき、1.5mL が何滴になるかを計算します。

比（p37 参照）を使ってみましょう。
1mL のときに 60 滴ならば 1.5mL では何滴？

1mL：60 滴= 1.5mL：□滴
＝をはさんで内側と外側は、それぞれ掛け算すると同じ値（p39 参照）なので、
□×1 = 60×1.5
□= 90

1 分間に 90 滴で落とせばよいことになります。

こたえ **90 滴 / 分**

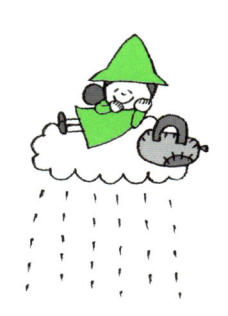

> **もっと!KAN-TAN解説**

滴下数の計算式は、
滴下数（滴 / 分）
　＝流量（mL/ 時間）÷60（分）×60（滴 /mL）

つまり、**60 滴＝ 1mL の微量用輸液セット**の場合、

滴下数（滴 / 分）＝流量（mL/ 時間）

となります。
たとえば 1 時間あたりの流量が 45mL の場合、1 分間に 45 滴で合わせます。15mL なら 15 滴です。

確かめてみよう！

90 滴 / 分の滴下数で、1 時間続けると、
90 滴 / 分 ×60 分＝ 5400 滴
さらに 60 滴＝ 1mL にあたることから流量は、
5400 滴 ÷60 滴＝ 90mL
流量は 1 時間に 90mL であることがわかります。

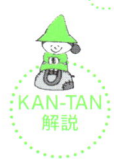

> **KAN-TAN解説**

❷ 20 滴＝ 1mL の一般用輸液セット
1 時間あたり 90mL ということは、60 分で 90mL になります。
ここでも❶ と同様、滴下数をカウントするためには、まず 1 分あたり何滴落とせばいいかを計算します。

90mL÷60 ＝ 1.5mL

ここまでは❶と同じです。1mL＝20滴の輸液セットを使用するので、1.5mLが何滴になるかを計算します。
ここでも比（p37参照）を使いましょう。
1mLのときに20滴ならば1.5mLでは何滴？

1mL：20滴＝1.5mL：■滴
＝をはさんで内側と外側は、それぞれ掛け算すると同じ値（p39参照）なので、
■×1＝20×1.5
■＝30

1分間に30滴で落とせばよいことになります。

こたえ **30滴/分**

もっと！KAN-TAN解説

滴下数の計算式は、
滴下数（滴/分）
　＝流量（mL/時間）÷60（分）×20（滴/mL）

つまり、**20滴＝1mLの一般用輸液セット**の場合、

滴下数（滴/分）＝流量（mL/時間）÷3

となります。

流量の値の$\frac{1}{3}$が、そのまま1分あたりの滴下数になります。

たとえば流量45mLの場合、1分間に45滴÷3＝15滴で合わせます。150mLなら150滴÷3＝50滴です。

> **確かめてみよう！**
>
> 30滴/分の滴下数で1時間続けると、
> **30滴/分×60分＝1800滴**
> さらに20滴＝1mLにあたることから流量は、
> **1800滴÷20滴＝90mL**
> 流量は **1時間に90mL** であることがわかります。

まとめ

20滴＝1mL の輸液セットは、60滴＝1mL の輸液セットと比べて、1滴のしずくが3倍の大きさになります。そのため、流量が同じであれば、滴下数（つまり落とすしずくの数）は $\frac{1}{3}$ になるわけです。イメージできますか？

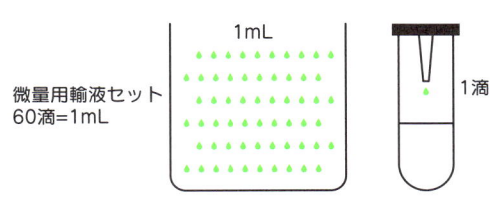

微量用輸液セット
60滴=1mL

1mL

1滴

滴下数（滴/分）＝流量（mL/時間）

一般用輸液セット
20滴=1mL

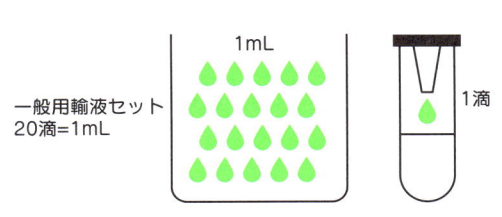

1mL

1滴

滴下数（滴/分）＝流量（mL/時間）÷3

総量□mLを○時間で点滴しよう！

例題

500mLを2時間で点滴するよう指示された。
それぞれの輸液セット(60滴＝1mL、20滴＝1mL)
で点滴するとすれば、滴下数/分はいくらになるか？
（2009年看護師国試問題より一部改変）

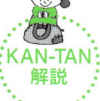

KAN-TAN解説

滴下数：1分間あたりのしずくの数、滴/分であらわす
流　量：1時間当たりに流す量、mL/時間であらわす

1分あたりの滴下数を求めるのに、次の式が成り立ちます。

滴下数（滴/分）
　＝輸液1mLの滴下数×総輸液量(mL)÷必要時間(分)

輸液セットの滴下数60または20に総輸液量を掛けると、
全部で何滴必要かがわかります。
そして1分間あたりの滴下数を知りたいので、所要時間
（分）で割ります。時間を分になおすのを忘れずに！

60 滴＝ 1mL の微量用輸液セットの場合
滴下数＝ 60×500÷(2×60)　◀( )を先に計算(p8 参照)
　　　＝ 30000÷120
　　　＝ 250
となり、こたえは 250 滴 / 分となります。

20 滴＝ 1mL の一般用輸液セットの場合
滴下数＝ 20×500 ÷(2×60)　◀( )を先に計算(p8 参照)
　　　＝ 10000 ÷120
　　　＝ 83.33…
となり、小数第 1 位で四捨五入（p40 参照）して、こたえは約 83 滴 / 分となります。

こたえ
1mL ＝ 60 滴の輸液セット：250 滴 / 分
1mL ＝ 20 滴の輸液セット： 83 滴 / 分

もっと！KAN-TAN 解説

500mL を 2 時間の指示なので、時間あたりの流量は、
500mL÷2 時間＝ 250mL
1 時間につき 250mL の流量です。p55 のまとめより、60 滴＝ 1mL の**微量用輸液セット**の場合、

滴下数（滴 / 分）＝流量（mL/ 時間）

となるので滴下数は流量の値と同じ、250 滴 / 分となります。

20 滴＝ 1mL の**一般用輸液セット**の場合、

滴下数（滴 / 分）＝流量（mL/ 時間）÷ 3

250÷3=83.33…滴 / 分となり、小数第 1 位で四捨五入（p40 参照）して、約 83 滴 / 分。

> **確かめてみよう!**
>
> **60 滴＝ 1mL の輸液セット**は 1 分間に 250 滴落とすので、2 時間では、
> **250×2×60 ＝ 30000 滴**
> ここで、60 滴が 1mL にあたるので 30000 滴は、
> **30000÷60 ＝ 500mL**
> こちらも例題どおりの総輸液量で、こたえが正しいことがわかります。
>
> **20 滴＝ 1mL の輸液セット**は 1 分間に約 83 滴落とすので、2 時間では、
> **83×2×60 ＝ 9960 滴**
> ここで、20 滴が 1mL にあたるので 9960 滴は、
> **9960÷20 ＝ 498mL**
> で、約 500mL と例題どおりの総輸液量になりました。

点滴の合わせ方－実践編

点滴を合わせるのって時間がかかってしまいますよね。ここでちょっとしたコツを教えましょう！
60 滴 / 分なら、1 分間つまり 60 秒に 60 滴ですから 1 秒に 1 滴のタイミングで落としましょう。
40 滴 / 分だと、60 秒に 40 滴です。6 秒に 4 滴、つまり 3 秒に 2 滴のタイミングで落とします。でも、これではしっかりと合っているか不安ですね。
そこで、**30 秒に 20 滴落ちているかを確認**しましょう。初めから「60 秒間で 40 滴」を必死に数える必要はありません。
1 分間に何滴落とすか（滴下数）も大事ですが、**1 時間に指示された量（mL）がしっかり落ちているか（流量）を確認することのほうが重要**です。

持続点滴 □mg/分の流入速度を求めよう!

例題

「10%塩酸リドカイン液 10mL をブドウ糖液と混合し 500mL にして 2mg/分で点滴静脈内注射」が処方された。流入速度は何 mL/分にすればよいか?

(2005 年看護師国試問題より一部改変)

KAN-TAN 解説

ここでの **10%** は、体積に対する質量の割合のことをさしています。
10%塩酸リドカイン液 **10mL** とは、10mL 中に、"10の10%"g の薬剤が溶け込んでいるということです。すなわち、**10mL の 10 分の 1、1g** の薬剤が溶け込んでいます。

薬剤量	1g
薬液量	10mL

10%

これに、ブドウ糖液 490mL を加えて 500mL にします。

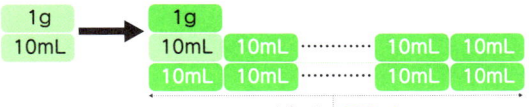

10mL+490mL

薬液量は 500mL に増えましたが、薬剤量の1g は変わっていません。
これで薬剤 1g が溶け込んだ 500mL の薬液ができました。

指示は「1分あたり 2mgの薬剤を投与」ですから、単位をなおし薬剤量 1g を 1000mgとします。

さて、薬剤量 1000mgの薬液 500mL に対して、1分あたり 2mg投与するには、何 mL の薬液が必要でしょうか？
比（p37 参照）を使ってあらわすことができますね。

全体の薬剤量：全体の薬液量

　　　　　　　＝ 1分あたりの薬剤量：1分あたりの薬液量

1000mg：500mL ＝ 2mg：□mL

＝をはさんで内側と外側は、それぞれ掛け算すると同じ値
（p39 参照）なので、
□ ×1000 ＝ 500×2　　×1000 を移項（p11 参照）
□ ＝ 1000÷1000
　 ＝ 1
1分あたり 1mL ということになります。

こたえ 1mL/分

確かめてみよう！

塩酸リドカインが 1000mg含まれた薬液を 500mL
注入するとき、1mL あたりの薬剤量は、
1000÷500 ＝ 2mg
1分間に 1mL で流すので、1分間に投与する薬剤量も 2mgとなり、こたえが正しいことがわかります。

酸素ボンベの残量を把握しよう！

例題

500Lの酸素ボンベ（14.7MPa充填）の残圧が3MPaのときの酸素残量はいくらになるか？

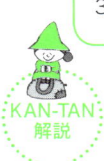

KAN-TAN解説

病棟でよく使われるのは500Lの酸素ボンベで、未使用の酸素ボンベは、通常14.7MPa（＝150kgf/c㎡）の圧力で酸素が充填（じゅうてん）されています。
圧力の単位、**MPa**は**メガパスカル**、**kgf/c㎡**は**重量キログラム毎平方センチメートル**と読みます。
最近は MPa に統一されてきています。

500Lの酸素ボンベは満タンだと、14.7MPaの圧力がかかっています。酸素を使用して、ボンベ内の酸素量が減ると、同じ比率で圧力も下がるのです。

圧力は、ボンベの中の
酸素が壁にあたる力です。

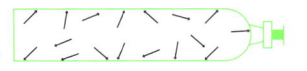

酸素の量が減ると、壁に
あたる回数が減るので、
その分圧力も下がります。

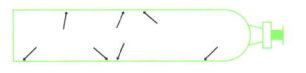

イメージできますか？

このような性質を利用して比（p37 参照）を使って解きましょう・
未使用時の酸素量は 500L、残圧は 3 MPa ですから、

未使用の酸素ボンベ内の酸素量（L）：14.7MPa

＝酸素ボンベ内の残量(L)：酸素ボンベの残圧(MPa)

500L：14.7MPa ＝□L：3MPa

＝をはさんで内側と外側は、それぞれ掛け算すると同じ値
（P39 参照）なので、、
□ ×14.7 ＝ 500×3　　×14.7 を移項（p11 参照）
□＝ 1500÷14.7
　＝ 15000÷147　◀ 小数÷小数（p18 参照）
　＝ 102.04…
小数第 1 位を四捨五入（p40 参照）して、酸素ボンベの残量は約 102L になります。

こたえ　102L

確かめてみよう！

3MPa で約 102L の酸素がボンベにあるので、1MPa の酸素量は、
102L÷3 ＝ 34L
ここで、未使用時 14.7MPa の酸素量を考えると、14.7 倍して、
34L×14.7 ＝ 499.8L
約 500L となり、こたえが正しいことがわかります。

酸素ボンベの使用可能時間を把握しよう！

例題

「酸素を 2L/ 分」吸入中の呼吸不全の患者を、酸素ボンベ（500L・14.7MPa 充填）を用いて検査室に移送することになった。ボンベの内圧計は 9MPa を示していた。このボンベでの吸入可能時間いくら？

（2005 年看護師国試問題より一部改変）

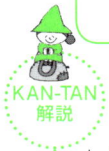

KAN-TAN 解説

まず、ボンベ内の残量を計算します。ここでも比を使いましょう。

未使用の酸素ボンベ内の酸素量（L）：14.7MPa
＝酸素ボンベ内の残量(L)：酸素ボンベの残圧(MPa)

500L : 14.7MPa ＝□ L : 9MPa

＝を挟んで内側と外側は、それぞれ掛け算すると同じ値（p39 参照）なので、

□ ×14.7 ＝ 500×9　　×14.7 を移項（p11 参照）
□ ＝ 4500÷14.7
　＝ 306.12…

小数第 1 位で四捨五入（p40 参照）して、約 306L ということになります。「酸素を 2L/ 分」吸入する必要があるので、1 分あたり 2L 消費します。酸素の残量 306L を 2L で割ると、何分間使用できるかがわかります。

306÷2 = 153 分

吸入可能時間は、153 分で、時間になおすと 2 時間 33 分となります。

こたえ 2 時間 33 分

安全の目安は 80%

しかし、このままでは予期せぬ事態に酸素が不足してしまう危険性があります。また、残圧の測定誤差、酸素流量の設定誤差なども考えられます。
理論上の吸入可能時間を 100%とすると、80%を目安に備えておくのが安全といわれています。つまり、吸入可能時間に 0.8 を掛けた時間が安全圏内といえます。この 0.8 を安全係数と呼びます。

例題のケースでは、
153 分 ×0.8 = 122.4 分
つまり、約 122 分（2 時間 2 分）が安全性を考慮した、吸入可能時間といえます。
なお、**試験問題では、特に指示がない限り安全係数を掛ける必要はありません。**

□%の消毒液を○%に薄めよう！

例題

5%のヒビテン（グルコン酸クロルヘキシジン）液に水を加え、0.2%の消毒液を1000mL作りたい。必要な薬液量・水量は、それぞれ何mLか？

(2006年看護師国試問題より一部改変)

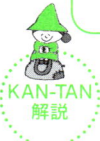

KAN-TAN解説

下のような図であらわせます。ヒビテン液と水の量はわかりません。ただ、**合わせて1000mL**になります。

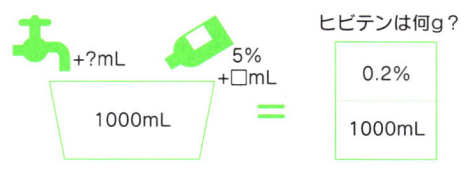

+?mL　5% +□mL　＝　ヒビテンは何g？

1000mL　　　　　　　0.2% / 1000mL

必要な消毒液の濃度は**1000mLで0.2%**なので、含まれているヒビテンの質量がわかりそうです。0.2%は割合でいうと0.002なので、

1000×0.002 = 2g

つまり、**2gのヒビテンが必要**となります。では、ヒビテン2gを得るには、5%のヒビテン液がどれだけ必要でしょうか？

5%のヒビテン液は、100mL 中に 5g のヒビテンが入っているということです。ここで、比(p37 参照)を使いましょう。

溶け込んでいる薬剤量：全薬液量

　　　　　　　　　　＝指示された薬剤量：取り出す薬液量

5g : 100mL = 2g : □ mL

＝をはさんで内側と外側は、それぞれ掛け算すると同じ値
（p39 参照）なので、
□ ×5 = 100×2　　×5 を移項（p11 参照）
□ = 200÷5
　 = 40

ヒビテン 2g を得るには、5%のヒビテンが 40mL 必要
ということになります。
溶液は全部で 1000mL なので、
1000mL − 40mL = 960mL
960mL が水の量となります。

こたえ **薬液量 40mL・水量 960mL**

確かめてみよう！

5%ヒビテン液 40mL と水 960 m L で 1000mL の消毒液を考えます。
5%は割合でいうと 0.05 ですので、薬剤量は、
40×0.05 = 2g
ここで、1000mL の溶液に 2g 溶けているわけですから、濃度は
2÷1000 = 0.002
0.002 は**百分率**で 0.2%。例題の指示通りになっていますね。

3 呼吸・循環

動脈血酸素分圧(PaO_2)から呼吸不全の
程度を判定しよう!

脈拍数と呼吸回数から肺機能を判定しよう!

胸部X線写真から心肥大の有無を判定しよう!

年齢から収縮期血圧の正常値の目安を求めよう!

平均血圧から血管の弾性を判定しよう!

コレステロール値から動脈硬化の進行度を
判定しよう!

LDLコレステロール値を
TC値・HDL値・TG値から求めよう!

動脈血酸素分圧(PaO$_2$)から呼吸不全の程度を判定しよう!

動脈血液中の酸素飽和度
$$= 109 - (0.43 × 年齢)$$
(単位:mmHg)

正常値:**PaO$_2$ 80〜100mmHg**

動脈血液中の酸素飽和度は加齢とともに低下するとされています。正常値の下限は 80mmHg ですが、年齢によっては 80mmHg に満たない場合もあるので、その人にとっての目安値を計算してみましょう。

また、この計算式で求められる PaO$_2$ 値は呼吸不全の程度を判定するだけでなく、呼吸不全があり治療を受けている人の改善の目安(目標値)ともなります。

例題

年齢 78 歳で動脈血酸素分圧が 76mmHg の患者は呼吸不全といえるだろうか?

KAN-TAN 解説

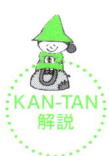

❶ 78 歳の人で式にあてはめて計算します。

109 －（0.43×78） ◀ ( ) を先に計算 (p8 参照)
= 109 － 33.54
= 75.46
= 75 ◀ 小数第 1 位で四捨五入 (p40 参照)

よって、この年齢の人の PaO_2 の目安は 75mmHg であることがわかりました。

❷ 実際の患者のデータを比較します。
患者の PaO_2 値は 76mmHg であることから、呼吸不全はないといえます。

こたえ 呼吸不全状態ではない

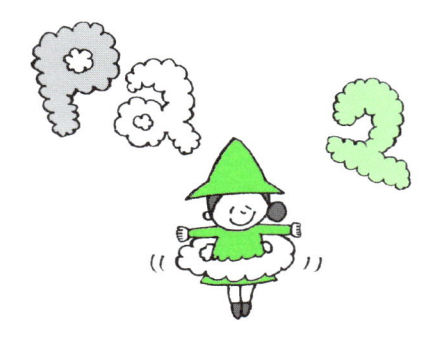

脈拍数と呼吸回数から肺機能を判定しよう

肺機能が正常である場合の呼吸回数＊
＝脈拍数÷5
（単位：回 / 分）

＊安静時呼吸回数

正常値：脈拍 60〜80 回 / 分・呼吸 15〜20 回 / 分

正常な脈拍と呼吸の関係は、脈拍5回に対し呼吸1回つまり5：1とされています。脈拍数や呼吸回数がそれぞれ正常範囲内であっても、この計算式で呼吸回数の目安を求めて、実測した呼吸数と比べてみましょう。

肺の機能が不良の場合、必要な量の酸素を取り込もうと呼吸回数を増やしてバランスが崩れているかもしれません。反対に、心臓や肺の機能が良好であれば少ない呼吸回数で酸素を身体に取り込み、少ない脈拍数で取り込んだ酸素を全身に送り届けることができます。

例題

脈拍数 74 回 / 分、呼吸 19 回 / 分である患者の、呼吸回数の目安を求めよ。

KAN-TAN 解説

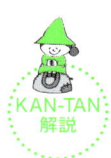

❶肺機能が正常である場合の呼吸回数を求めます。
患者の脈拍数を計算式にあてはめると、

74÷5 = 14.8

小数第 1 位で四捨五入（p40 参照）すると約 15 となります。呼吸回数が 15 回 / 分であれば、この患者の肺機能は正常と判断することができます。

こたえ 15 回 / 分

アセスメント時には、計算した正常な呼吸回数の目安と実測値を比較します。患者の呼吸回数は 19 回 / 分と正常の目安 15 回よりも多くなっており、肺の状態が良好でない可能性も考えられます。

このようなときは、他のデータも参照しながら、肺機能が正常かどうかを確認しましょう。

胸部X線写真から心肥大の有無を判定しよう！

$$心胸郭比 = \frac{(X + Y)}{Z} \times 100$$

$$= \frac{心臓最大横径}{胸郭最大横径} \times 100$$

（単位：％）

正常値：15歳以上　50％以内

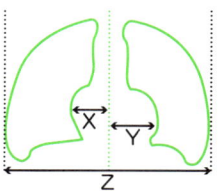

心胸郭比は胸部X線写真から心陰影（心臓の影）の横経が胸郭の横経の何％を占めているかを求めるもので、心肥大の有無を判定する目安になります。また定期的に観察することで、心肥大の改善を把握する目安にもなります。

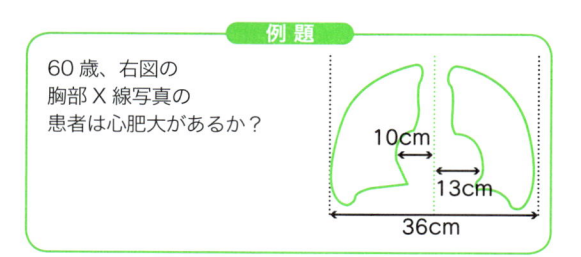

例題

60歳、右図の胸部X線写真の患者は心肥大があるか？

10cm
13cm
36cm

KAN-TAN 解説

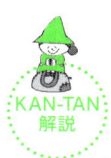

❶心胸郭比を求める計算式に数値をあてはめます。

$$\frac{(10+13)}{36} \times 100 \quad ◀（　）を先に計算（p8 参照）$$

$$= \frac{23}{36} \times 100 \quad ◀ 23÷36 で分数を小数に（p33 参照）$$

$$= 0.6388… \times 100$$

$$= 63.88…$$

小数第1位で四捨五入（p40 参照）して 64。
よって、患者の心胸郭比は 64％であることがわかりました。

❷正常値と比較します。
15歳以上の心胸郭比の正常値は 50％以内であることから、心肥大のおそれがあると判断されます。
心胸郭比の異常をみとめたら、心音聴取や心電図、超音波検査のデータもチェックしましょう。

こたえ　心肥大のおそれがある

年齢から収縮期血圧の正常値の目安を求めよう！

1歳〜20歳未満
80 ＋ 2 ×年齢

20歳以上
120 ＋（年齢－ 20）÷ 2

（単位：mmHg）

血圧値は、加齢とともに変化する動脈の硬さを反映しています。動脈が硬くなり血管抵抗が増してくると、心臓はより勢いよくはたらかざるをえなくなります。その結果として血圧が上昇します。

WHOによる血圧値の基準はありますが、この計算式を知っていると患者の年齢に合わせた収縮期血圧の正常値の目安をベッドサイドで手軽に求めることができます。

おおまかな目安として、次のような式もあります。

20歳以上
年齢÷ 2 ＋ 110

> **例 題**
>
> 66 歳の患者の収縮期血圧の正常値の目安を求めよ。

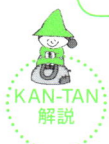

KAN-TAN 解説

66 歳の人の収縮期血圧の正常値の目安を求めるため、計算式にあてはめると

120 + (66 − 20)÷2　◀ ( ) を先に計算（p8 参照）
= 120 + 46÷2　◀ ÷ を先に計算（p8 参照）
= 120 + 23
= 143

よって、66 歳の人の収縮期血圧値の目安は、143mmHg となることがわかります。

こたえ　143mmHg

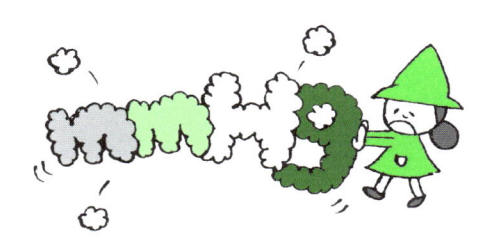

平均血圧から血管の弾性を判定しよう！

平均血圧 ＝ $\dfrac{(収縮期血圧 － 拡張期血圧)}{3}$ ＋ 拡張期血圧

（単位：mmHg）

正常値：**男性**　90〜110mmHg
　　　　女性　80〜100mmHg

収縮期血圧と拡張期血圧の差は脈圧と呼ばれます。脈圧値が低いほど血管は弾力性に富んでおり、反対に脈圧が高いほど血管の弾力性が損なわれていることをあらわします。

弾性が損なわれた血管を血液が流れると、血管内圧は上昇します。平均血圧はこの血管内の圧力の強さをあらわしています。収縮期血圧が正常より高値であるからといって血管の弾性が損なわれているとは限らないのです。

例題

２人の女性患者Ａさん（血圧148/86mmHg）とＢさん（162/60mmHg）では、どちらが血管の弾性度がよいか？

KAN-TAN 解説

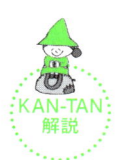

❶患者 A と B のそれぞれの平均血圧を計算し、比較します。
まずは患者 A から、

$\dfrac{(148 - 86)}{3} + 86$ ◀ （ ）を先に計算（p8 参照）

$= \dfrac{62}{3} + 86$ ◀ 62÷3 で分数を小数に（p33 参照）

$= 20.66\cdots + 86$
$= 106.66\cdots$

小数第 1 位で四捨五入（p40 参照）し、患者 A の平均血圧は 107mmHg。

次に患者 B では、

$\dfrac{(162 - 60)}{3} + 60$ ◀ （ ）を先に計算（p8 参照）

$= \dfrac{102}{3} + 60$ ◀ 102÷3 で分数を小数に（p33 参照）

$= 34 + 60$
$= 94$

となり、患者 B の平均血圧は 94mmHg。

❷患者 A と患者 B の平均血圧を比較します。
患者 A の平均血圧（107mmHg）は患者 B の平均血圧（94mmHg）より高いことがわかります。このことから患者 A のほうが、血管内圧が高く、血管の弾性度が低いことがわかります。

こたえ　患者 B のほうが血管の弾性度がよい

呼吸・循環

コレステロール値から動脈硬化の進行度を判定しよう！

動脈硬化指数＝

$$\frac{総コレステロール - HDLコレステロール}{HDLコレステロール}$$

正常値：**動脈硬化指数 3.0 以下**
　　　　総コレステロール 200mg/dL 以下
　　　　HDL コレステロール 40mg/dL 以上

総コレステロールは、LDL コレステロールと中性脂肪に含まれるコレステロール (TG：トリグリセライド) と HDL コレステロールの３つの合計値で示されます。動脈硬化は LDL コレステロールが多く、HDL コレステロールが少ない場合に進行するとされています。なぜなら LDL はコレステロールを肝臓から組織へ運搬し置き去りにするのに対し、HDL は組織から余剰コレステロールを回収して肝臓に運ぶからです。LDL が悪玉リポタンパク質、HDL が善玉リポタンパク質と呼ばれるのはこのためです。

コレステロール値が高いと動脈硬化のリスクが高い！というものではなく、LDL 値・TG 値・HDL 値のバランスが重要なのです。

例題

総コレステロール 230mg/dL、HDL コレステロール 65mg/dL の患者は動脈硬化が進行しているだろうか？

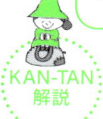

KAN-TAN 解説

❶式にあてはめて、動脈硬化指数を算出します。
計算式に患者のコレステロール値をあてはめましょう。

$$\frac{(230 - 65)}{65}$$ ◀ ( ) を先に計算（p8 参照）

$$= \frac{165}{65}$$ ◀ 165÷65 で分数を小数に（p33 参照）

$$= 2.53\cdots$$

小数第 2 位で四捨五入（p40 参照）して 2.5。
患者の動脈硬化指数は 2.5 であることがわかります。

❷正常値と比較します。
動脈硬化指数の異常値は 3.0 以上であるため、動脈硬化は進んでいないといえそうです。このように総コレステロールがやや高値であっても、一概に動脈硬化が進行していると判定できません。HDL コレステロール値もチェックしましょう。

こたえ 動脈硬化は進行していない

LDLコレステロール値を TC値・HDL値・TG値から 求めよう！

ＬＤＬ値＝ＴＣ値－ＨＤＬ値＊－0.2×ＴＧ値

（単位：mg/dL）

＊正確には HDL コレステロール値

TC 値 = 総コレステロール値
TG 値 = 中性脂肪値

正常値：**120mg/dL 未満**

例題

空腹時TC値195mg/dL、HDL値42mg/dL、TG88mg/dL、値の患者のLDLコレステロール値を求めよ。

KAN-TAN 解説

式にあてはめて、LDL コレステロール値を算出します。

195 － 42 － 0.2×88 ◀ × を先に計算（p8 参照）
= 195 － 42 － 17.6 ◀ 順に引き算（p8 参照）
= 135.4

小数第 1 位で四捨五入（p40 参照）すると 135mg/dL となります。

こたえ 135mg/dL

栄養・排泄

身長と体重からBMIを求めよう!
身長から標準体重を求めよう!
体重から1日の必要水分量を求めよう!
体重から時間排尿量を求めよう!
体重から1日の必要最低尿量を求めよう!
体重から体液量の目安を求めよう!

身長と体重からBMIを求めよう！

$$BMI = \frac{体重\,kg}{(身長\,m)^2}$$

※体重の単位はkg、身長の単位はmです！

20〜25　正常　　（22が標準）
26〜29　肥満傾向
30以上　肥満

成人の肥満を判断する目安です。表面積は身長^{2}に比例するといわれています。しかも成人の身長は概ね固定されています。すなわち太ったりやせたり変動する体重を表面積で割ったものがBMI（Body Mass Index）であり、体格指数と呼ばれています。

ちなみに、$(△)^2$は△×△と同じことで、△に△を掛けます。mになおした上で、身長×身長をすることになります。

この式で求めた値を次の基準と比較して、対象の肥満の程度を評価します。疫学調査の結果、22が最も健康上の問題が少ない指数とされています。

栄養・排泄

例題

身長160cm、体重85kgの人のBMI（体格指数）を求めよ。

（2004年看護師国家試験問題より一部改変）

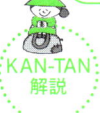

KAN-TAN解説

式にあてはめます。160cmは1.6mになるので、

$$\frac{85}{1.6^2}$$

となります。ここで、1.6^2を計算すると、

1.6×1.6 = 2.56

再度式にあてはめると、

$$\frac{85}{2.56}$$

ということになります。これを小数にする（p33参照）と、

85÷2.56
= 8500÷256　◀小数の割り算（p17参照）
= 33.20…

小数第2位で四捨五入（p40参照）して、33.2がBMIの値となります。

こたえ 33.2

身長から標準体重を求めよう!

標準体重 =(身長m)^2 × 22

(単位:kg)　　※身長の単位は m です!

対象の身長に対してどのくらいの体重であれば適切なのかを判断する目安になります。実際の体重がこの式で求めた数値より**大きい場合は体重が過剰気味**で、**少ない場合は不足気味**であると判断します。肥満ややせの**体重コントロールの目安**に使うことができます。
ちなみに、(△)^{2}は△×△と同じことで、△に△を掛けます。

例 題

身長 164cm の人の標準体重はいくら?

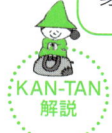

KAN-TAN 解説

式にあてはめると、

(1.64)^2 ×22
1.64×1.64×22 = 59.1712

小数第 2 位で四捨五入(p40 参照)すると、59.2 になり、標準体重は 59.2kg となります。

こたえ 59.2kg

体重から1日の必要水分量を求めよう！

栄養・排泄

必要水分量 =30〜35mL ×体重 kg

（単位：mL）　　※体重の単位は kg です！

この式で求めた値と実際の水分摂取量を比較すると、水分出納の評価に活用できます。

---- 例題 ----

体重 50kg の女性の1日に必要な水分量の目安は？

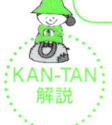

KAN-TAN 解説

式にあてはめます。
30mL のときと 35mL のときで計算すると、

30×50 = 1500mL
35×50 = 1750 mL

必要な水分量の目安は 1500〜1750mL となります。

こたえ 1500〜1750mL

体重から時間排尿量を求めよう！

成人
時間排尿量＝ 0.5〜1 mL ×体重 kg
小児
時間排尿量＝ 1〜2mL ×体重 kg
（単位：mL）　　※体重の単位は kg です！

1時間あたりの必要とされる排尿量の目安を求めることができます。
身体から本来排泄されるべき量と実際に排泄されている量を比較することで、循環動態（心臓機能・腎臓機能）や肝臓障害・低栄養状態・手術後など水分バランスを判断する目安として活用できます。

膀胱カテーテルを留置していない場合、測定を始める前に排尿して（これは捨てる）、膀胱内を空っぽにします。そこから尿量をはかります。そして、必要な時間が経った時点で再度排尿してもらいます。
このとき、途中で排尿した分も全部あわせて測定してください。

― 例 題 ―

体重 70kg の成人の 4 時間での尿量の正常範囲は？

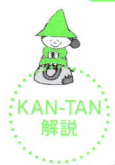

KAN-TAN 解説

まずは時間排尿量を求めます。

0.5×70 = 35mL
1×70 = 70mL

求めるのは 4 時間での排尿量なので、4 倍します。

35mL×4 = 140mL
70mL×4 = 280mL

つまり、4 時間後で合計 140mL〜280mL の排尿が必要です。
実際の尿量が、0.5× 体重 × 時間で求めた値以下の状態は、乏尿または無尿、2mL× 体重 × 時間で求めた値以上の状態は多尿と考えられます。

こたえ 140mL〜280mL

体重から1日の必要最低尿量を求めよう！

1日の必要最低尿量＝ 10mL ×体重 kg

（単位：mL/ 日）　　※体重の単位は kg です！

1日の必要最低尿量とは、老廃物を排出するために、**1日に最低限排泄してほしい尿量**のことです。時間排尿量と同様に実際に排泄されている量と比較することで、**水分バランスを判断する目安**として活用できます。

例題

体重 70kg の成人の1日の必要最低尿量は？

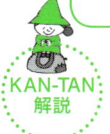

KAN-TAN 解説

式にあてはめて、

10×70 ＝ 700mL/日

1日で 700mL の排尿がなければ、尿量の異常となります。なお、実際の尿量が 400（500）mL/ 日以下の状態は**乏尿**、50mL/ 日以下の状態は**無尿**と考えられます。

こたえ　700mL/日

体重から体液量の目安を求めよう！

栄養・排泄

体液量＝体重 kg × 0.6*

（単位：L）

＊新生児＝ 0.7（体重の 70%）
　成人　＝ 0.6（体重の 60%）
　高齢者＝ 0.5（体重の 50%）

正常値：**日差が 1%以内、体重で 500g 以内**

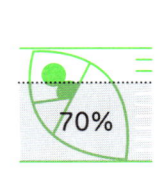

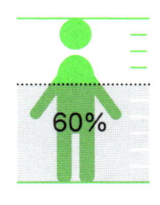

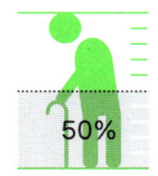

体液とは、血漿、組織内液、細胞内液を指し、体重に占める割合で求められます。加齢に伴い体液量は減少し、新生児では 70%を占めていたものが成人では 60%、高齢者では 50%に減少するとされています。

例題

46歳の患者の体重が、4日間で68kgから70.5kgに増加した。このときの体液の増加量の目安はいくら？

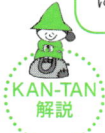

KAN-TAN解説

❶ 4日前の体重から、体液量を計算します。
  68×0.6 = 40.8L

❷ 4日後の体重から、体液量を計算します。
  70.5×0.6 = 42.3L

❸ 2つの体液量の差を求めます（❷−❶）。
  42.3 − 40.8 = 1.5L

1.5Lは1500mLなので、4日前と後の体液量の差が1500mLであることがわかりました。

こたえ 体液の増加量は1500mL

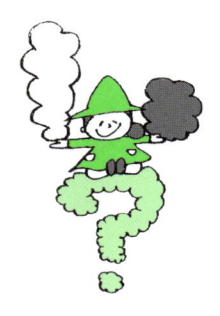

5 母性・小児

最終月経初日から分娩予定日を割り出そう！

身長から新生児の経管栄養チューブの
長さを求めよう！

カウプ指数から乳幼児の発育バランスを
判断しよう！

ローレル指数から学童の発育バランスを
判断しよう！

最終月経初日から分娩予定日を割り出そう！

ネーゲレ法
予定の日＝最終月経初日の日＋7
予定の月＝最終月経初日の月＋9
**　　　（＝最終月経初日の月−3）**

簡易計算法
最終月経初日に280日（40週）を加えた日

ネーゲレ法は分娩予定日の概算方法であり、大体の目安です。月経不順のある人などは予定日がずれる可能性があります。また、式によっては値が大きくなり、ありえない日付（14月32日など）になってしまうことがあります。その場合、翌年あるいは翌月にカウントします。

1ヶ月が31日でない月は、**2月・4月・6月・9月・11月**です。2月以外は**30日**。2月は通常**28日**で終わりですが、**4年に1度だけ29日**になります（うるう年）。

これらの月は、西向く士（ニシムクサムライ）（246911）という覚え方が有名です。士の字を分解すると「十」と「一」になり、11月のことを指します。士は武士の士。サムライと読みます。

例 題

6月28日が最終月経だった場合の分娩予定日を計算せよ。

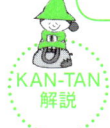

KAN-TAN 解説

ここでは、ネーゲレ法を使って計算しましょう。
式にあてはめると、

予定の日　28日+7=35日
予定の月　6月+9=15月（または6月-3=3月）

となります。
しかし、このままでは15月35日が分娩予定日に！！
ちゃんとした日付になおすよう、ちょっと計算。
1年は12ヶ月ですので、

15-12=3

12月をこえて、翌年の3月が予定月とになります。
そして、3月は31日まであるので

35-31=4

3月をこえて、次の4月の4日となります。このように、
1年・1ヶ月を超える場合、翌年・翌月にカウントします。
したがって、分娩予定日は4月4日となります。

こたえ　翌年の4月4日

身長から新生児の経管栄養チューブの長さを求めよう！

鼻腔から胃までの長さ＝身長cm×0.2＋7

口腔から胃までの長さ＝身長cm×0.2＋6

（単位：cm）※身長の単位はcmです！

新生児の経管栄養のために挿入するチューブの長さの目安です。

※成人の挿入の長さの目安は、鼻腔から耳朶（じだ）までと耳朶から剣状突起（けんじょうとっき）までの実測値で求めることができます。

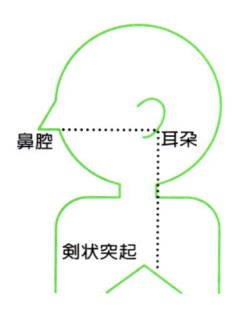

例題

身長 52cm の新生児に経管栄養を行う際のチューブを挿入するとき、長さはいくら？

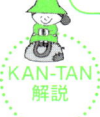

KAN-TAN 解説

それぞれの式にあてはめてみましょう。
❶鼻腔から胃までを求めます。

52×0.2 + 7　◀ ×を先に計算（p8 参照）
= 10.4 + 7
= 17.4cm

❷口腔から胃までを求めます。

52×0.2 + 6　◀ ×を先に計算（p8 参照）
= 10.4 + 6
= 16.4cm

こたえ 鼻腔から胃まで 17.4cm
口腔から胃まで 16.4cm

カウプ指数から乳幼児の発育バランスを判断しよう!

$$\frac{体重 g \times 10}{(身長 cm)^2}$$

※体重の単位は g、身長の単位は cm です!

10 以下→消耗症
10〜13 →栄養失調
13〜15 →やせ傾向
15〜19 →正常
19〜22 →優良
22 以上→肥満

乳幼児の発育バランスを判断する目安です。この式で求めた値を上の基準と比較して肉付きの状態を評価します。

ちなみに、$(△)^2$ は $△ \times △$ と同じことです。

例題

身長 80cm、体重 12kg である 2 歳児の発育状態を評価しなさい。

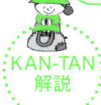

KAN-TAN 解説

❶まずはカウプ指数を求めます。
1kg = 1000g なので、12kg を 12000g にして、式にあてはめます。

$$\frac{12000 \times 10}{(80)^2}$$

$$\frac{12000 \times 10}{80 \times 80}$$

の計算をすることになります。

$$\frac{12000}{80 \times 80} \times 10 = \frac{1200}{8 \times 8} = \frac{75}{4}$$ ◀約分（p24 参照）

これを小数になおす（p33 参照）と、
75÷4 = 18.75
小数第 2 位で四捨五入 (p40 参照) して、18.8 になります。

❷カウプ指数の値を評価します。
この乳幼児のカウプ指数は 18.8 です。15〜19 の範囲は「正常」にあたるため、発育は正常であることがわかります。

こたえ 発育は正常である

ローレル指数から学童の発育バランスを判断しよう！

$$\frac{体重 kg \times 10^7}{(身長 cm)^3}$$

※体重の単位はkg、身長の単位はcmです！

100以下：やせ傾向
109〜140：正常
140以上：肥満傾向

学童の発育のバランスを判断する目安です。この式で求めた値を次の基準と比較して、対象の肉付きを評価します。

10^7 は10を7回掛けることをあらわします。
10×10×10×10×10×10×10 ＝ 10000000
ですが、「0を7個つける」と言い換えることができます。
その値は1千万になります。

例題

身長130cm、体重30kgの女児の発育状況を評価しなさい。

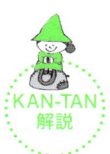

❶まずはローレル指数を求めます。
式にあてはめると、

$$\frac{30}{(130)^3} \times 10^7$$

となり、これを計算すると、

$$\frac{30}{130 \times 130 \times 130} \times 10 \times 10 \times 10 \times 10 \times 10 \times 10 \times 10$$

$$= \frac{30}{130 \times 130 \times 130} \times 10 \times 10 \times 10 \times 10 \times 10 \times 10 \times 10$$

▲約分（p24 参照）

$$= \frac{3}{13 \times 13 \times 13} \times 100000$$

$$= \frac{300000}{2197}$$

これを**小数になおす**（p33 参照）と、
300000÷2197 = 136.54…
小数第 2 位で**四捨五入**（p40 参照）して、136.5 が、この女児のローレル指数になります。

❷ローレル指数の値を評価します。
この女児の**ローレル指数は 136.5** です。109～140 の範囲ですので、正常な発育バランスであるといえます。

こたえ 発育は正常である

ベンリな **単位早見表！**

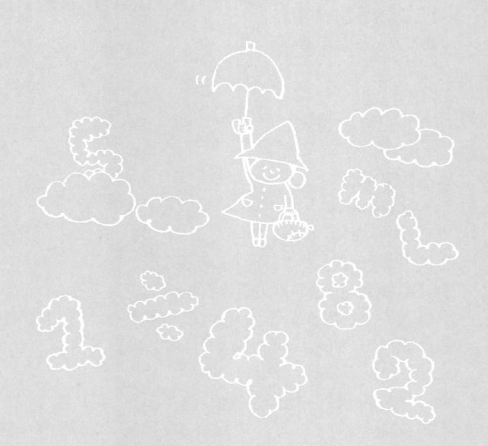

重さ

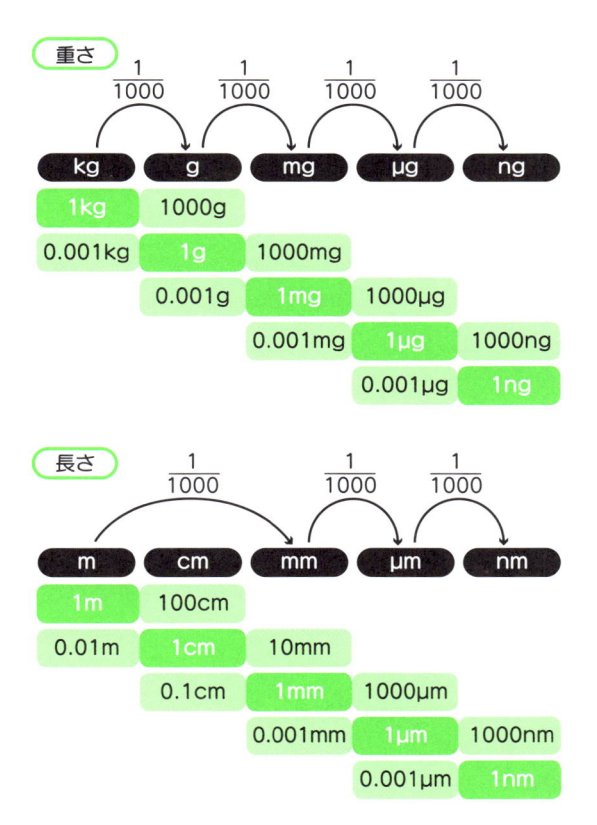

$\frac{1}{1000}$ → $\frac{1}{1000}$ → $\frac{1}{1000}$ → $\frac{1}{1000}$

kg → g → mg → μg → ng

1kg	1000g			
0.001kg	1g	1000mg		
	0.001g	1mg	1000μg	
		0.001mg	1μg	1000ng
			0.001μg	1ng

長さ

$\frac{1}{1000}$ → $\frac{1}{1000}$ → $\frac{1}{1000}$

m — cm — mm → μm → nm

1m	100cm			
0.01m	1cm	10mm		
	0.1cm	1mm	1000μm	
		0.001mm	1μm	1000nm
			0.001μm	1nm

容量

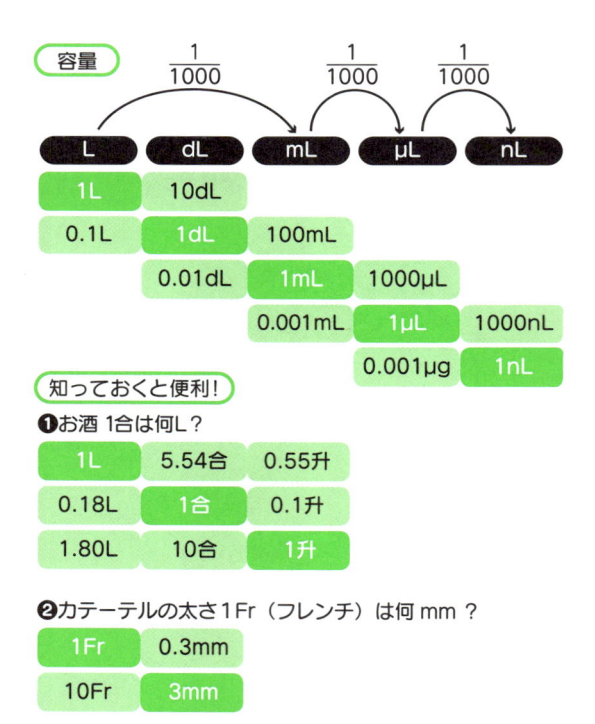

L → dL → mL → μL → nL （各 1/1000）

1L	10dL			
0.1L	1dL	100mL		
	0.01dL	1mL	1000μL	
		0.001mL	1μL	1000nL
			0.001μg	1nL

知っておくと便利！

❶ お酒1合は何L？

1L	5.54合	0.55升
0.18L	1合	0.1升
1.80L	10合	1升

❷ カテーテルの太さ1Fr（フレンチ）は何mm？

| 1Fr | 0.3mm |
| 10Fr | 3mm |

つまり、15Fr≒5mm、30Fr≒10mm(1cm)である。

❸ 圧力

$$1\,mmHg = 13.6\,mmH_2O = 1.36\,cmH_2O$$

血圧の単位　＝1torr　　中心静脈圧の単位

※水銀(Hg)は水(H_2O)の13.6倍重いので、持ち上げるのに13.6倍の力が必要

❹単位の接頭語

記号	読み	大きさ		接頭語	なるほど!
d	デシ	$\frac{1}{10}$	10^{-1}	desi	語源はラテン語のdecimus（1/10）
c	センチ	$\frac{1}{100}$	10^{-2}	centi	語源はラテン語のcentum（100）
m	ミリ	$\frac{1}{1000}$	10^{-3}	milli	語源はラテン語のmille（1000）
μ	マイクロ	$\frac{1}{1,000,000}$	10^{-6}	micro	語源はギリシア語のmikros（小さいの意）
n	ナノ	$\frac{1}{1,000,000,000}$	10^{-9}	nano	語源はギリシア語のnanos（小人の意）

> マイクロファイバーは1000分の1ミリ、ナノテクノロジーは100万分の1ミリを扱ってるんだ!